Verdura e Bambini

Consigli e ricette per convincere i più piccoli a consumare un pasto sano e completo

CARLO ALBERTO BORGOGNA

Copyright © 2017 Andrea Bono alias Carlo Alberto Borgogna

All rights reserved.

Cover iStock.com/Iuliia_photographer/Stock photo ID 532960294

ISBN-10: 1544001541
ISBN-13: 978-1544001548

INDICE

QUALCHE RIFLESSIONE

Non c'è dubbio, è uno degli argomenti più dibattuti a tavola dalle mamme e dai papà:

<oggi ha mangiato la frutta? e le verdure? dobbiamo convincerlo a mangiare anche le verdure verdi, è per il suo bene…>

Per non parlare dei poveri nonni, che quando svolgono il loro secondo lavoro di baby-sitter-cuochi-camerieri per i piccoli nipoti, prima dell'ambito congedo serale, in genere subiscono 10 minuti di interrogatorio isterico:

< mamma: gli avete dato la frutta? Con voi solo gelati e Nutella, come può crescere sana se non mangia le verdure?! >

Questo naturalmente è lo scenario migliore, quello moderato. Immaginate invece quando le mamme e i papà abbracciano una delle varie correnti, che qualche volta entrano anche nelle cronache per eventi quantomeno controversi: vegetariani, vegani, fruttariani, crudisti, pescetariani. Poi la dieta a zona, la paleodieta, la dieta mediterranea originale, la carne si, il latte no, il latte si, la carne no, uova forse, zucchero poco… e mille altre combinazioni di studi, interpretazioni, consuetudini, mode, interessi mediatici.

I tempi cambiano, ma il fattore che accomuna ogni generazione è che i genitori vivono nel presente ed esprimono la propria genitorialità basandosi sulle informazioni che ogni epoca mette loro a disposizione.

Non molti anni fa era usuale, in ogni famiglia, tramandare di madre in figlia abitudini, ricette e pratiche culinarie: l'alimentazione dei più piccoli ricadeva in questa consuetudine ed era basata su ricette ed alimenti – non necessariamente salutari – che comunque rappresentavano una specie di costante, una verità che non era necessario mettere in discussione.

Poi, nel dopoguerra, le consuetudini sono state contaminate da informazioni, suggerimenti e forzature di origine esterna al nucleo famigliare: amici e conoscenti, la pubblicità, la televisione, le riviste. Non è sempre stato un guadagno per la salute dei bambini e nemmeno per le tasche dei genitori, perché molti prodotti di origine industriale hanno soppiantato prodotti che da sempre fornivano nutrimento sano ed abbondante, ma non è in questo libro che ci addentreremo nel merito di questo controverso dibattito sui cibi "industriali" contro i cibi "naturali".

Il punto è che, oggi, con il web e i social media si fa una grande confusione: è diffuso tra i genitori moderati, quelli che non siano stati catturati da una delle ortodossie alimentari del decennio, semplicemente fare del loro meglio, coniugando saggezza, tradizione e pratiche più diffuse (e magari, qualche volta, i consigli di un pediatra o di un nutrizionista).

Per esempio, la recente decisione da parte dell'OMS di inserire le carni lavorate tra gli alimenti ritenuti cancerogeni [1]: per molti questa notizia è stata interpretata con il buon senso, una conferma di qualcosa che in fondo, forse, si sapeva già. Non serve e potrebbe essere controproducente privarsi e privare i propri bambini di alcune porzioni di carne ogni settimana; ha però senso limitarne l'uso, scegliendo prodotti di migliore qualità

[1] http://www.who.int/en/

ed applicando metodi di cottura più salutari di altri.

Se il pesce contiene metalli pesanti[2], non significa che dobbiamo necessariamente bandirlo dalle nostre tavole: si possono scegliere tipologie di pesci che contengono minori quantità di questi inquinanti, magari selezionando anche varietà più sostenibili[3] e nuovamente, limitare l'uso ad una o due porzioni ogni settimana.

Questo ricettario non segue alcun filone estremista e non sarà di supporto ai sempre più numerosi ortoressici.

Questo è un ricettario, dedicato ai genitori dei più piccoli.

Un ricettario costruito sull'esperienza pratica di genitore, appassionato di cucina e gastronomia che, certamente non immune dalle innumerevoli mode e tendenze del presente, cerca la convivenza di consuetudini e tradizioni, con le raccomandazioni scientifiche e con una grande dose di buon senso.

L'obiettivo delle ricette è la somministrazione ai più piccoli di un pasto vario ed equilibrato, con prevalenza di verdure e frutta.

Le ricette sono interpretazioni di piatti popolari della cucina Italiana, talvolta un po' rivisitate per rendere maggiormente interessanti piatti che altrimenti i più piccoli potrebbero non gradire: piccoli trucchi, modalità di presentazione ed altri stratagemmi che sono utili ai genitori più inesperti.

---

[2] https://www.efsa.europa.eu/it/press/news/121220

[3] http://slowfood.com/slowfish/pagine/ita/pagina.lasso?-id_pg=94

LO SAPEVI?

Fabbisogno energetico di un individuo

Il fabbisogno energetico è il totale delle calorie di cui, in media, necessita un individuo nel corso di una giornata.

Pochissime persone conoscono il proprio fabbisogno energetico con precisione: nel migliore dei casi conoscono un valore di riferimento medio citato sulla confezione di alcuni alimenti, che non è la stessa cosa. Il fabbisogno energetico di un individuo si basa prima di tutto su due fattori: il metabolismo basale ed il livello di attività fisica.

Il metabolismo basale di un individuo si determina sulla base di molti fattori, che solo in minima parte dipendono da scelte soggettive per esempio: sesso, età, statura, peso corporeo, etnia. Difficilmente si può modificare il proprio metabolismo basale, se non con il contributo di fattori esterni, come per esempio il clima (al freddo il nostro metabolismo basale consuma più energia per mantenere costante la temperatura corporea).

Il livello di attività fisica invece è determinato dal tipo di attività professionale dell'individuo, dalle abitudini quotidiane ed in parte dalla propensione a praticare attività sportive. Contrariamente a quanto si pensa, le attività sportive non agonistiche, impattano solo in minima parte sul consumo calorico: per esempio un uomo medio che pratichi per 3 volte alla settimana un'ora di jogging, avrà un consumo aggiuntivo di energia di poco più di 140 Kcal al giorno (330-350 kcal all'ora di consumo), che rispetto alle circa 2.600 kcal del fabbisogno energetico quotidiano, rappresentano poco più del 5% dei consumi totali: ovvero, il 95% delle calorie rimanenti lo consuma prevalentemente per il proprio metabolismo basale (60%) e per le attività fisiche involontarie come lo svolgimento del proprio lavoro, camminare, salire le scale, parlare, ecc. (35%). Questo non significa che l'attività sportiva sia inutile, al contrario, è un contributo indispensabile per mantenere in salute il nostro corpo.

Allora qual è il fabbisogno energetico di un bambino?

Potete trovare informazioni molto interessanti sulle tabelle SINU[4], individuando il fabbisogno calorico dei vostri figli con una certa precisione.

Tenete presente che il fabbisogno energetico dei bambini è proporzionalmente maggiore rispetto a quello degli adulti: se inoltre i vostri figli svolgono molta attività fisica (giocare all'aperto o praticare sport), allora il contributo dell'attività fisica impatta davvero molto ed il fabbisogno calorico assoluto potrebbe avvicinarsi a quello di un adulto.

I valori nutrizionali degli alimenti

A quanti di voi è capitato, anche solo nel corso di una giornata, di ricevere, da diverse fonti, messaggi che, tutti insieme, suonano

[4] Società Italiana Nutrizione Umana http://www.sinu.it/html/pag/02-Fabbisogno-energetico-medio-AR-nell-intervallo-d-eta-1-17-anni.asp

più o meno così:

<Per una dieta sana è necessario ridurre il consumo di zuccheri>

<Per una dieta sana è necessario ridurre il consumo di grassi>

<Per una dieta sana è necessario ridurre il consumo di proteine>

<Per una dieta sana è necessario ridurre il consumo di carboidrati>

In parte questo messaggio potrebbe essere vero, ma solo nell'ipotesi di una cura dimagrante che preveda una restrizione calorica.

Perché questo messaggio è vero solo in parte? La ragione è molto semplice: zuccheri (sia carboidrati che zuccheri semplici), grassi e proteine sono i tre valori nutrizionali che apportano energia e che abbiamo a disposizione per la nostra nutrizione. La gran parte di tutti gli alimenti che abitualmente consumiamo è costituita da un mix di questi tre composti.

I carboidrati sono zuccheri complessi, ovvero molecole di zuccheri semplici combinate tra loro, che il nostro organismo deve "dividere" per poterne usufruire; gli zuccheri, soprattutto complessi, ma anche semplici, costituiscono la parte più importante dell'apporto calorico totale di ogni individuo e forniscono all'incirca 4 calorie per grammo.

Nessun uomo potrebbe sopravvivere per una intera vita senza zuccheri.

I grassi o lipidi sono composti organici molto diffusi in natura spesso con proprietà molto diverse tra loro, ma accomunati dal fatto di essere insolubili in acqua (avrete sicuramente notato che olio e burro fuso non si sciolgono in acqua ma galleggiano sulla superficie). Il nostro organismo ha necessità di grassi per molteplici ragioni; i grassi contengono mediamente 9 calorie per grammo.

Nessun uomo potrebbe sopravvivere per una intera vita senza grassi.

Infine le proteine: sono molecole complesse con un ruolo chiave nell'alimentazione, anche se in molti paesi del mondo se ne consumano in eccesso; le proteine contengono mediamente 4 calorie per grammo.

Nessun uomo potrebbe sopravvivere per una intera vita senza proteine.

Gli altri valori che spesso vengono indicati nelle tabelle nutrizionali, hanno un ruolo complementare nell'alimentazione e non apportano energia, ma possono essere utili per il metabolismo (esempio: minerali, vitamine, ecc.).

In altre parole, non è possibile ridurre tutti i valori nutrizionali che apportano energia, ma al limite è possibile scegliere quelli ritenuti migliori controllando poi le proporzioni dei nostri consumi.

Il consumo di zuccheri

L'OMS suggerisce un consumo di zuccheri semplici aggiunti inferiore al 10% del proprio fabbisogno energetico quotidiano, meglio ancora se il consumo è prossimo al 5%[5].

[5] http://www.who.int/nutrition/publications/guidelines/sugars_intake/en/

Gli zuccheri semplici più diffusi sono sostanzialmente quattro: glucosio, fruttosio, saccarosio e lattosio. Per la cronaca, quella del fruttosio è una molecola composta da glucosio e saccarosio. A parte il lattosio che si trova prevalentemente nel latte e in alcuni dei suoi derivati, gli altri tre zuccheri sono presenti naturalmente in quasi ogni frutto ed in molte verdure. Si, gli zuccheri presenti nella frutta, non sono diversi dallo zucchero raffinato (prevalentemente saccarosio, che infatti si estrae da canna e barbabietola). L'indicazione dell'OMS deve quindi essere interpretata in modo più preciso: lo zucchero di cui bisogna limitare l'uso nell'alimentazione quotidiana è quello aggiunto, per esempio quello che si assume da bibite zuccherate, da merendine ed altre preparazioni che prevedono l'aggiunta abbondante di zucchero.

Avete mai fatto caso che il contenuto di zucchero della Coca Cola è del 10%? All'incirca è la stessa percentuale di zucchero che contiene una pera matura...

Il consumo di grassi

Tutti i grassi alimentari sono composti da trigliceridi contenenti una miscela di acidi grassi. Esistono diversi tipi di acidi grassi ed in base alla tipologia di molecole a cui danno forma, si può riassumere dicendo che esistono grassi "saturi", "monoinsaturi" e "polinsaturi". In generale, salvo eccezioni, i grassi saturi si presentano a temperatura ambiente come solidi, mentre i grassi monoinsaturi e polinsaturi sono liquidi.

Spesso, salvo eccezioni, i grassi di origine animale contengono una percentuale maggiore di acidi grassi saturi, mentre i grassi di origine vegetale contengono una percentuale minore di acidi grassi saturi. Un eccessivo consumo di acidi grassi saturi è considerato dannoso per la salute.[6]

Uno degli oli con la più alta percentuale di acidi grassi saturi è l'olio di cocco, con circa il 92%: non è presente nelle corsie del supermercato, se non raramente, ma si trova in molte preparazioni dolciarie. Per avere un confronto, il burro, che è spesso considerato un grasso poco salutare a causa del suo contenuto di acidi grassi saturi, ne contiene circa il 66%.

Il consumo di proteine.

Le proteine sono catene di amminoacidi che svolgono molte funzioni all'interno degli organismi viventi, tra cui fornire la materia prima per la duplicazione del DNA delle cellule. Nei paesi occidentali si consumano più proteine di quanto sia ritenuto necessario, soprattutto proteine di origine animale, ed alcuni studi dimostrano che una diminuzione del consumo è correlata ad un miglioramento delle condizioni di salute nelle persone adulte[7]. Lo stesso non vale per i bambini (e per gli anziani) che invece necessitano di proteine in quantità relativamente maggiore rispetto agli adulti.

Alcuni cibi contengono maggiori quantità di proteine, per esempio

---

[6]http://www.who.int/nutrition/publications/nutrientrequirements/fatsandfattyacids_humannutrition/en/

[7] "Low Protein Intake Is Associated with a Major Reduction in IGF-1, Cancer, and Overall Mortality in the 65 and Younger but Not Older Population"; http://www.cell.com/cell-metabolism/fulltext/S1550-4131(14)00062-X

carne, pesce e legumi; tuttavia, non va dimenticato che anche molti alimenti considerati fonte di carboidrati, in realtà apportano grandi quantità di proteine: il pane contiene spesso più del 13% di proteine, così come la pasta della pizza; il riso ne contiene circa il 7%.

Per esempio, per assumere la stessa quantità di proteine (quantità, non qualità), è necessario mangiare 100g di pane oppure 200g di fagioli freschi.

Alimenti integrali

Ormai non ci sono dubbi: pasta, pane e riso sempre integrali; naturalmente poi la frutta con la buccia (ben lavata) e i molluschi con il guscio...?!

La differenza principale di un cereale integrale rispetto allo stesso cereale raffinato sta nel suo indice glicemico: l'indice glicemico di un alimento indica la velocità con cui aumenta la glicemia in seguito all'assunzione di un alimento, dal momento dell'assunzione fino a due ore dopo[8]. E' dimostrato che i cereali integrali hanno un indice glicemico inferiore a quelli raffinati e questo rappresenta un beneficio per il metabolismo. Inoltre i cereali integrali contengono più fibre ed il consumo di fibre è benefico anche per l'intestino; ma attenzione a scegliere la cottura ideale: lo stesso cibo ha un indice glicemico diverso a seconda del tipo e del livello di cottura (più è cotto l'alimento, più aumenta l'indice glicemico).

---

[8] https://it.wikipedia.org/wiki/Indice_glicemico

Inoltre occorre tenere presente che molto raramente ci si ciba di un solo ingrediente, mentre è normale preparare piatti che ne contengono diversi: in questo caso, l'indice glicemico complessivo deriverà dall'insieme degli alimenti presenti nella ricetta e non solo dall'alimento principale della ricetta.

I prodotti surgelati

∗ il prodotto potrebbe essere surgelato.

Quante volte vi è capitato nei ristoranti meno blasonati o semplicemente in quelli più trasparenti, di vedere nel menu questa indicazione, che in qualche modo sembra svalutare l'ingrediente in oggetto?

In realtà, dal punto di vista nutrizionale, un prodotto surgelato non ha molto da invidiare ad uno fresco: per esempio, molte verdure surgelate conservano maggiori valori nutrizionali rispetto a quelle fresche.[9] Anche perché non tutti hanno un orto sotto casa e per quanto il verduriere di fiducia sia bravo, anche il chilometri zero impiega del tempo dal campo al piatto. I surgelati hanno inoltre il vantaggio di essere già lavati e pronti all'uso, dettaglio non da poco anche per chi vuole cucinare i piatti in modo autonomo. Il prezzo? Se si evitano i piatti già pronti e si punta solo ad ingredienti semilavorati, spesso il bilancio è positivo, perché non c'è scarto, non si consuma acqua per il lavaggio e soprattutto non si perde tempo.

---

[9] http://www.fondazioneveronesi.it/articoli/lesperto-risponde/i-surgelati-sono-come-i-cibi-freschi

Il pesce e la carne? In effetti alcune volte possono risultare di qualità inferiore rispetto al prodotto fresco, ma quasi sempre a rovinare il prodotto è un errore di scongelamento, complici la fretta o l'inesperienza.

Manovra di disostruzione pediatrica

Sono ancora molti, purtroppo, i casi di soffocamento dovuto ad ostruzione delle vie aeree, sia negli adulti che nei bambini.

Prima di diventare ottimi cuochi o esperti dell'alimentazione, frequentate uno dei tanti corsi che le varie associazioni diffuse su tutto il territorio organizzano periodicamente o almeno, seguite con attenzione i video-tutorial disponibili sul web: la manovra di disostruzione o manovra di Heimlich[10], se correttamente praticata, può salvare la vita di un individuo adulto o bambino, che sfortunatamente si trovi nella condizione di avere le vie aeree ostruite.

I bambini sono maggiormente esposti a questo rischio, perché spesso mangiano in modo "distratto" e talvolta consumano cibi a maggior rischio (caramelle gommose, chewing-gum, ecc.). Tuttavia, il rischio di ostruzione riguarda tutti gli individui e tutti i tipi di cibo, compresi pane, polpette, ecc.

Alcuni link da consultare (insieme ai nonni):

https://www.youtube.com/watch?v=1AY34yKQNIc

http://www.ospedalebambinogesu.it/manovre-di-emergenza

---

[10] https://it.wikipedia.org/wiki/Manovra_di_Heimlich

Intolleranze alimentari ed allergie

Questo libro è un ricettario e non va inteso in alcun caso come un programma dietetico, uno schema nutrizionale o una dieta.

Questo ricettario non tiene conto di eventuali intolleranze alimentari, di allergie o di altre problematiche connesse al consumo di uno o più ingredienti utilizzati nella preparazione delle ricette.

E' responsabilità dei genitori o di personale qualificato la scelta dei cibi che possono essere somministrati ai bambini: a tal proposito, anche e soprattutto in caso di dubbi, devono essere contattati un nutrizionista o un medico pediatra e devono essere rigorosamente seguite le prescrizioni eventualmente ricevute.

ANTIPASTI ED APERITIVI

Che l'uomo si sia evoluto a partire dalle scimmie, lo si capisce anche grazie ai bambini: i bambini scimmiottano i comportamenti degli adulti, più o meno in qualunque circostanza.

Vi è mai capitato di prendere un aperitivo con gli amici, in presenza dei vostri figli?

Munitevi allora di bicchieri a calice (si trovano anche in plastica, se preferite) nei quali verserete della limonata o della spremuta di arancia o poco the freddo o succo di frutta, ecc.

Tutto ciò che somministrerete insieme a questo calice, per i vostri bambini sarà una specie di gioco al quale non vorranno più smettere di giocare.

Pinzimonio

Pinzimonio?!

Si, i bambini vanno matti per il pinzimonio: il trucco è mascherarlo con un nome più suggestivo e presentarlo in modo che non sembri un pinzimonio. Lo stesso vale, per esempio, per le verdure lesse.

Quelli che seguono sono suggerimenti di preparazione, delle più comuni verdure: il condimento ed il servizio, saranno sempre gli stessi, ovvero un goccio di olio extra ed un pizzico di sale.

Carota: le carote devono essere pelate e tagliate a fiammifero, oppure a listarelle oppure a forma di moneta; qualche volta i bambini gradiscono anche l'insalatina di carote grattugiate, in questo caso, può piacere l'aggiunta di qualche goccia di succo di limone.

Finocchio: il finocchio deve essere lavato e poi pelato, per eliminare la parte più esterna della buccia che è fibrosa; poi può essere facilmente tagliato a fette sottili o a piccoli spicchi, dai quali dovrete eliminare la parte più interna, un germoglio che spesso è di colore verde e che potrebbe causare irreversibile repulsione.

Sedano: bianco o verde, l'importante è che sia croccante e poco fibroso; deve essere pelato in ogni caso, in modo da eliminare i filamenti che si trovano all'esterno, poi può essere tagliato a cilindretti, oppure lasciato lungo, come un grissino.

Cipolla: se è di Tropea e siamo in estate, è probabile che possa piacere ai vostri bambini; deve essere molto dolce, quindi assaggiatela prima per sicurezza; la preparazione è semplicissima: lavatela, pelatela e fatene delle fettine sottilissime.

Patata: la patate naturalmente devono prima essere lessate, meglio se al vapore, con la buccia; dopo averle cotte, pelatele e tagliatele a fettine sottili.

Pomodori: per i pomodori occorre fare una distinzione: se si tratta di pomodorini, ciliegini o datterini, allora è sufficiente lavare bene e, obbligatoriamente, tagliarli a metà, meglio se per il lato lungo (per evitare rischi di soffocamento); se invece si tratta di pomodori di taglia più grande, San Marzano, cuori di bue, grappolo, ecc. allora è necessario prima lavare bene, poi tagliarli a fettine o spicchi; in alcune varietà sono presenti pochissimi semi, per esempio i cuori di bue, in altre invece i semi sono abbondanti: suggerisco di eliminare i semi, sarà molto più facile convincere i bambini ad apprezzarli. Se volete, soprattutto le prime volte, potete pelare i pomodori: non ci saranno più scuse per non mangiarli!

Peperoni: i peperoni devono essere ben maturi e possibilmente non piccanti; sia gialli che rossi, possono essere molto gustosi; lavateli, tagliateli in due e rimuovete con cura i semi e la parte bianca interna; tagliate a fettine grandi come grissini per la lunghezza.

Hummus con grissini

L'Hummus è una crema fredda a base di ceci di origine medio orientale, che nella versione originale contiene in genere anche aglio, semi di sesamo, cumino e paprika; si adatta benissimo ad essere utilizzata come aperitivo sostanzioso.

In questa versione non sono previsti aglio e spezie, ma se i vostri bambini gradiscono, aggiungerli non farà che arricchire il piatto.

Ingredienti	***Dosi per 4***
Ceci	*200g*
Yogurt greco o al naturale	*80g*
Succo di limone	*qb*
Olio extra vergine di oliva	*qb*
Sale	*qb*
Grissini	*qb*

Inserite in un mixer da cucina i ceci (vanno bene quelli in scatola, altrimenti devono essere prima lessati e poi raffreddati), lo yogurt, un cucchiaino di succo di limone, il sale ed un cucchiaino di olio; mixate fino ad ottenere una crema; riponete la crema in piccole coppette colorate, copritele con la pellicola trasparente e lasciate riposare in frigorifero per un paio di ore; servitele con un paio di grissini o con dei bastoncini di sedano e carota.

Se avete avanzato un po' di crema, potete conservarla fino a due giorni in frigorifero. Volendo potete poi usarla per farcire dei panini, oppure come ripieno per farne dei rotolini di prosciutto o di altri affettati.

PRIMI

Ragù del campione

Il ragù è una delle preparazioni più diffuse nelle cucine delle nonne di tutta Italia ed ogni regione lo chiama in modo diverso e lo prepara con ingredienti parzialmente diversi, ma dal momento che la preparazione richiede un po' di tempo, spesso viene trascurato dalle mamme e dai papà. E' un peccato, almeno per due motivi: prima di tutto lo si sostituisce spesso con sughi già pronti, che nella migliore delle ipotesi non contengono conservanti o altri prodotti potenzialmente nocivi, ma livellano i sapori in maniera industriale; poi, non permettono di approfittare di un'occasione unica per somministrare molte verdure, tramite la pasta (o il riso), un piatto che in genere i bambini non rifiutano mai.

Ingredienti	***Dosi per 8***
Carne magra tritata fine di bovino	*200g*
Cipolla o scalogno	*200g*
Carote	*200g*
Sedano	*200g*
Passata di pomodoro	*250g*
Olio extra	*qb*
Sale	*qb*
Curcuma	*qb*
Un rametto di rosmarino	*qb*

Prima di tutto le verdure: lavate e pelate le carote; spellate le cipolla; lavate ed eliminate la parte fibrosa del sedano; tritate le verdure in un mixer, oppure a mano, ma avendo cura di ottenere, in entrambi i casi, un trito molto fine, ma non cremoso; versate un po' di olio extra in un tegame, fate rosolare per 5 minuti la carne magra di bovino tritata, avendo cura di girare spesso con un cucchiaio di legno; unite le verdure e continuate a soffriggere a fuoco basso per 5 minuti; aggiungete il pomodoro ed il rametto di rosmarino e cuocete per circa 15 minuti; salate, aggiungete un po' di curcuma e lasciate raffreddare senza il coperchio.

Una volta raffreddato, il sugo può essere facilmente congelato usando gli stampi per i cubetti di ghiaccio: dopo il congelamento, i cubetti possono essere trasferiti in un sacchettino (per ottimizzare lo spazio disponibile). Per utilizzarli è poi sufficiente estrarli un'oretta prima dell'utilizzo.

Lasagne ai cavolfiori

Ingredienti	***Dosi per 4***
6 fogli di pasta per lasagne	*200g*
Ricotta bovina fresca	*100g*
Ragù	*150g*
Cavolfiori	*250g*
Sale	*qb*
Grana grattugiato	*qb*

No, non si tratta di un'eresia: definirle lasagne, magari è un po' fuorviante, ma potreste addirittura scoprire che questa preparazione con i cavolfiori piace anche agli adulti. Volendo potete sostituire i cavolfiori con i broccoli o anche con la verza tritata.

Cuocete al vapore il cavolfiore per circa 20 minuti (o per 10 minuti in pentola a pressione) e riducetelo in purea schiacciandolo con una forchetta. Ungete una teglia da forno con poco olio extra vergine di oliva e disponete sul fondo un foglio di pasta già pronta; distribuite un cucchiaio di ragù, tre cucchiai di cavolfiore ed uno di ricotta ed aggiungete un pizzico di sale; ripetete con altri due strati; disponete l'ultimo foglio di pasta, sul quale distribuirete il ragù rimasto; spolverate con il grana grattugiato e condite con olio extra vergine di oliva; cuocete in forno preriscaldato a 180° per 15 minuti avendo cura di coprire con la pellicola di alluminio, poi, dopo aver verificato la cottura, togliete la carta di alluminio e rosolate per altri 5 minuti usando la funzione grill del forno.

Risotto alla milanese con zucchine

Ingredienti	*Dosi per 4*
Riso	*240g*
Zucchine chiare	*250g*
Cipolla dolce o scalogno	*50g*
Olio extra (oppure burro)	*qb*
Brodo vegetale o di carne	*qb*
Zafferano	*una bustina*
Sale	*qb*

Lavate e pelate molto superficialmente le zucchine, solo per eliminare la parte più verde che si trova all'esterno; spellate la cipolla e tritatela finemente insieme alle zucchine (potete usare la grattugia del grana oppure il mixer); scaldate un tegame con poco olio di oliva e fate tostare il riso per un minuto; aggiungete il trito fine di zucchine e cipolla, coprite con il brodo ed aggiungete acqua bollente quando necessario, fino ad ultimare la cottura; aggiungete infine il sale e lo zafferano, amalgamante e condite con poco olio extra vergine di oliva o un dadino di burro.

Risotto alle 3 Z

Ingredienti	***Dosi per 4***
Riso	*240g*
Zucchine chiare	*200g*
Zucca	*200g*
Zafferano	*una bustina*
Cipolla dolce o scalogno	*50g*
Brodo vegetale o di carne	*qb*
Olio extra (oppure burro)	*qb*
Sale	*qb*

Lavate e pelate molto superficialmente le zucchine, solo per eliminare la parte più verde che si trova all'esterno; lavate e pelate la zucca; spellate la cipolla e tritatela finemente insieme alle zucchine ed alla zucca (potete usare la grattugia del grana oppure il mixer); scaldate un tegame con poco olio di oliva e fate tostare il riso per un minuto; aggiungete il trito fine di zucchine e cipolla, coprite con il brodo ed aggiungete acqua bollente quando necessario fino ad ultimare la cottura; aggiungete infine il sale e lo zafferano, amalgamante e condite con poco olio extra vergine di oliva o un dadino di burro.

Risotto al formaggio con cavolfiore

Ingredienti	***Dosi per 4***
Riso	*240g*
Cavolfiore	*250g*
Cipolla dolce o scalogno	*50g*
Robiola fresca	*50g*
Brodo vegetale o di carne	*qb*
Olio extra (oppure burro)	*qb*
Grana grattugiato	*qb*
Sale	*qb*

Cuocete al vapore il cavolfiore per 20 minuti (o 10 minuti in pentola a pressione), poi riducetelo in purea schiacciandolo con una forchetta; ungete un tegame con poco olio extra e tostate il riso a fuoco basso per un minuto; spellate e grattugiate la cipolla con la grattugia da grana (oppure tritatela con un mixer) ed unitela al riso; unite il cavolfiore, salate ed aggiungete brodo bollente fino ad ultimare la cottura; unite la robiola ed amalgamate lasciando riposare per un paio di minuti. Servite aggiungendo poco olio extra oppure un dado di burro e a piacere il grana grattugiato.

Agnolotti fatti in casa con spinaci.

Il ripieno degli agnolotti è tradizionalmente costituito dal recupero di avanzi, con l'aggiunta di qualche verdura: il mio primo suggerimento è proprio quello di improvvisare la preparazione degli agnolotti a partire dagli avanzi di un arrosto, un brasato o anche meglio, di un bollito. Dal momento che la preparazione richiede un po' di tempo, il mio secondo suggerimento è quello di preparare una dose abbondante e poi di congelare gli agnolotti: saranno sempre pronti all'uso e potranno essere consumati anche in un giorno qualunque della settimana in pochi minuti.

Ingredienti per il ripieno	***Dosi per 8***
Carne di bovino bollita o arrosto	*200g*
Spinaci (cotti)	*200g*
Biete (cotte)	*100g*
Verza (cotta)	*100g*
Carote	*100g*
Grana grattugiato	*50g*
Uova	*1*
Sale	*qb*
Noce moscata	*qb*
Curcuma	*qb*

Lavate e lessate al vapore gli spinaci, le biete e la verza per circa 10 minuti, lasciatele raffreddare e riponetele nel contenitore del mixer; lavate e pelate le carote, lessatele per 20 minuti, lasciatele raffreddare ed unitele alle verdure nel mixer; tagliate la carne a piccoli pezzi ed unitela alle verdure; aggiungete il grana, il sale e le spezie e mixate fino ad ottenere un impasto molto fine; aggiungete l'uovo intero ed amalgamante con una forchetta; lasciate riposare il composto in frigorifero per almeno un'ora, ma preferibilmente per una notte.

Ingredienti per la pasta	***Dosi per 8***
Farina tipo 2 (semi-integrale)	*250g*
Farina di ceci	*100g*
Uova	*5*
Acqua	*qb*
Sale	*qb*

Posizionate direttamente sul tavolo (o meglio ancora su un asse in legno) la farina tipo 2 unita alla farina di ceci; date alla farina la forma di una ciambella, aggiungete un po' di sale e posizionate il contenuto delle uova (sia il tuorlo che l'albume) al centro; con una forchetta sbattete le uova unendo gradualmente la farina, se necessario aggiungendo poca acqua tiepida, fino a quando l'impasto abbia una consistenza che consenta di lavorarlo a mano; impastate fino ad ottenere un impasto elastico ma non appiccicoso; lasciate riposare l'impasto coperto con un canovaccio per qualche minuto; usate la macchina per la pasta per tirare delle sfoglie sottili, ma senza esagerare: la presenza della farina di ceci non permette di ottenere una sfoglia sottilissima.

Per dare forma agli agnolotti esistono due possibilità: usare gli stampi oppure lavorare direttamente con la rotella tagliapasta.

Nel caso decidiate di usare direttamente la rotella, questo è il procedimento: stendete una sfoglia di pasta lunga circa 50 centimetri sull'asse in legno; piegatela a metà per la lunghezza in modo da marcare il centro della striscia e riapritela; posizionate il ripieno su ciascuna metà della sfoglia usando un cucchiaino da caffè, avendo cura di formare una fila di palline, indicativamente grandi come una nocciola, distanti circa 3 cm una dall'altra; quando avete finito, coprite la prima sfoglia con un'altra di dimensioni analoghe e premete delicatamente nello spazio tra una pallina di ripieno e l'altra in modo da far fuoriuscire completamente l'aria presente; con la rotella tagliapasta ritagliate gli agnolotti; eventuali scarti di pasta potranno essere riutilizzati stendendo nuovamente la pasta e ripetendo il procedimento.

Gli agnolotti possono essere conditi con diversi tipi di sughi, dal ragù al sugo di arrosto, ma per un condimento più leggero è sufficiente semplicemente un po' di olio extra vergine di oliva e a chi piace un po' di grana grattugiato.

Tortiglioni ripieni

Ingredienti	***Dosi per 4***
Tortiglioni	*240g*
Broccoli	*200g*
Cavolfiore	*100g*
Carota	*100g*
Sale	*qb*

La logica di questa ricetta è abbastanza semplice: la vista dei bambini è più acuta di quella di un'aquila e in alcuni casi, anche solo un puntino sospetto potrebbe trasformarsi in un rifiuto a mangiare una semplice pasta, figuriamoci se è condita con broccoli o altre verdure; la pasta in bianco invece, piace praticamente a tutti, quindi tanto vale mettere il condimento all'interno.

Lavate, spellate e cuocete al vapore per 20 minuti le carote, i broccoli ed il cavolfiore; lasciateli intiepidire, aggiungete poco sale e con una forchetta riduceteli in una purea dalla consistenza un po' asciutta; inserite la purea in una tasca da pasticcere; cuocete i tortiglioni in acqua bollente salata (vanno bene anche i rigatoni o altra pasta di forma cilindrica un po' grande); scolateli e disponeteli in un piatto; usando la tasca da pasticcere farciteli con la purea di verdure, avendo cura di non far fuoriuscire il ripieno; condite con un po' di olio extra vergine di oliva ed eventualmente aggiungete del grana grattugiato.

Disponete la pasta farcita in una terrina e scaldatela per 5 minuti in forno a 180°, oppure per un minuto nel forno a microonde a 800 watt.

Questa modalità di preparazione, ovviamente si adatta anche ad altri formati di pasta, per esempio cannelloni, crespelle, paccheri, ecc. e ad altri tipi di ripieno: verze, spinaci, biete, piselli, ecc.

Farinata

Ingredienti	***Dosi per 4***
Farina di ceci	*100g*
Acqua	*400g*
Olio extra	*qb*
Sale	*qb*

La farinata non è una verdura, ma è comunque un alimento interessante, dal momento che i ceci contengono molte proteine e carboidrati: soprattutto quando si è un po' di fretta, la si può quasi considerare un piatto unico.

Setacciate la farina di ceci direttamente nell'acqua che avrete posizionato in una ciotola mescolando energicamente con una frusta; aggiungete poco sale e lasciate riposare il composto per almeno 4 ore (per esempio è possibile preparare il composto la mattina per la sera); ungete con abbondante olio extra una teglia da forno; versate il composto nella teglia ed infornate in forno preriscaldato a 180° per 20 minuti; la farinata è pronta quando la consistenza diventa simile a quella di un'omelette ed è particolarmente buona quando la parte superiore risulta dorata; potete condire con olio extra vergine di oliva a crudo.

Un trucco per una preparazione ancora più ricca è di miscelare alla farina di ceci, una percentuale di altre tipologie di farine: per esempio esistono in commercio farine di broccoli, di pomodoro, di carote, di bietola, di finocchi e di molti altri ortaggi. L'altra possibilità è di arricchire la farinata con un po' di fecola di patate.

In altre parole, avete l'imbarazzo della scelta…

SECONDI

Polpette

Le polpette sono le regine indiscusse della tavola dei bambini: quasi tutti i bambini le mangiano, spesso anche con entusiasmo. Inoltre, sono il più semplice ed efficace metodo per somministrare tonnellate di verdura, sono facili da preparare e si possono cucinare in diversi modi. Siccome la preparazione richiede un po' di tempo, il mio suggerimento è di prepararne una dose abbondante congelandone poi almeno metà (da crude) per la volta successiva.

Polpette di carne con broccoli, patate e piselli

Ingredienti	***Dosi per 4***
Carne bovina magra tritata	*200g*
Broccoli	*200g*
Patate	*200g*
Piselli	*100g*
Uova	*1*
Pangrattato	*100g*
Sale	*qb*

Lessate al vapore i broccoli per circa 10 minuti; lessate le patate ed i piselli al vapore per circa 20 minuti; riducete le verdure in purea con una forchetta ed unitele alla carne tritata in una ciotola; aggiungete l'uovo intero, salate ed impastate fino ad ottenere un composto omogeneo che lascerete riposare in frigorifero per almeno un'ora; usando un cucchiaino da caffè, formate delle palline grandi come albicocche che impanerete con il pangrattato; potete cucinare le polpette in un tegame con poco olio oppure aggiungere a piacimento della passata di pomodoro.

Polpette di carne con fagioli, zucchine e prezzemolo

Ingredienti	***Dosi per 4***
Carne bovina magra tritata	*200g*
Fagioli cannellini freschi o surgelati	*200g*
Zucchine	*200g*
Prezzemolo	*20g*
Uova	*1*
Pangrattato	*100g*
Sale	*qb*

Cuocete i fagioli in acqua bollente per circa 40 minuti o se non ne avete il tempo, acquistateli in scatola, possibilmente cotti al vapore; lavate e tritate finemente le zucchine, ma senza renderle cremose; lavate e tritate finemente il prezzemolo; unite fagioli, zucchine e prezzemolo in una ciotola, aggiungete la carne tritata e, un uovo e sale qb; amalgamate gli ingredienti fino ad ottenere un composto omogeneo che lascerete riposare in frigorifero per almeno un'ora; usando un cucchiaino da caffè, formate delle palline grandi come albicocche che impanerete con il pangrattato, senza necessità di aggiungere uovo; potete cucinare le polpette in un tegame con poco olio oppure, dopo averle dorate, aggiungere a piacimento della passata di pomodoro.

Polpette di carne con ceci, melanzana e prezzemolo

Ingredienti	***Dosi per 4***
Carne bovina magra tritata	*200g*
Ceci	*200g*
Melanzana viola	*200g*
Prezzemolo	*20g*
Uova	*1*
Farina tipo 1	*100g*
Sale	*qb*

Cuocete i ceci in acqua bollente per circa 40 minuti o se non ne avete il tempo, acquistateli in scatola, possibilmente cotti al vapore; lavate e pelate la melanzana, tagliatela a fette di circa un centimetro e cuocetela al vapore per circa 15 minuti; lasciate raffreddare, strizzate le fette in un colino, in modo da scartare l'acqua in eccesso e tritate insieme ai ceci ed al prezzemolo; in una ciotola, unite il trito così ottenuto alla carne, aggiungete un uovo e sale qb; amalgamate gli ingredienti fino ad ottenere un composto omogeneo che lascerete riposare in frigorifero per almeno un'ora; usando un cucchiaino da caffè, formate delle palline grandi come albicocche che impanerete con la farina, senza necessità di aggiungere uovo; potete cucinare le polpette in un tegame con poco olio oppure in una teglia unta d'olio extra nel forno a 180°.

Spiedini di carne tritata con zucchine e cipolla

Gli spiedini di carne tritata sono un'alternativa alle polpette che permette allo stesso modo di somministrare molte verdure in modo divertente. La preparazione è molto simile, tranne nella parte finale.

Ingredienti	*Dosi per 4*
Carne bovina magra tritata	*200g*
Zucchine	*200g*
Cipolla	*100g*
Uova	*1*
Grana grattugiato	*qb*
Farina tipo 2	*qb*
Sale e spezie	*qb*

Lessate al vapore le zucchine per circa 10 minuti; lessate al vapore la cipolla per circa 20 minuti; riducete le verdure in purea con una forchetta ed unitele alla carne tritata in una ciotola; aggiungete l'uovo intero, il grana, le spezie (curcuma, paprika dolce, ecc.), salate ed impastate fino ad ottenere un composto omogeneo che lascerete riposare in frigorifero per almeno un'ora; formate con le mani una pallina di composto grande come un mandarino e lavoratelo in modo da allungarlo come una piccola salsiccia di circa 10 cm; inserite all'interno della salsiccia uno stecco da cucina; il risultato deve essere una specie di gelato cilindrico con lo stecco, che infarinerete; ungete una teglia antiaderente da forno con olio extra e disponete gli spiedini in una fila; infornate a 180° per circa 20 minuti, avendo cura, a metà cottura, di girare gli spiedini.

Spiedini di Drago (arrosticini)

L'idea di questo nome deriva da un'esperienza personale: tempo fa, mi trovai con la famiglia ad una sagra estiva in una località dell'entroterra Ligure, dove per ragioni che solo in parte mi sono chiare, tradizionalmente si consumano le "Rostelle", ovvero, per i più, gli arrosticini Abruzzesi.

Non che gli arrosticini Abruzzesi siano considerati una tipologia di cibo consigliata da pediatri e nutrizionisti... ma la serata non prevedeva molte alternative e pur di non lasciare a stomaco vuoto i miei figli (non sia mai!), che si rifiutavano categoricamente di assaggiare questo misterioso cibo, decidemmo di raccontare loro una piccola bugia:

<Vedete, in questo paese stanno facendo una grande festa, perché hanno catturato un drago cattivo che incendiava le colline; con il drago ci hanno fatto gli spiedini; sono spiedini di drago questi, assaggiateli!>

Non capita due volte nella vita di poter assaggiare la carne di drago ed evidentemente anche dei bambini in età prescolare hanno questa consapevolezza, quindi la serata fu un successo e dovemmo ordinare un bis...

Le rostelle, o arrosticini, non sono un piatto di facile preparazione. E' infatti difficile trovare la materia prima (agnello e/o capra) ed è complicata anche la cottura, che idealmente deve avvenire su brace, meglio se con la disponibilità della furnacella, un contenitore rettangolare all'interno del quale si dispone la brace ed al di sopra del quale si posano gli stecchini.

Tuttavia per due problemi esistono due soluzioni: comprare gli arrosticini già pronti e cuocere gli arrosticini sulla piastra in ghisa.

Ingredienti	***Dosi per 4***
Arrosticini già pronti	*200g*
Zucchine	*100g*
Cipolla	*100g*
Sale	*qb*

Dal momento che gli arrosticini sono già pronti, ciò che possiamo facilmente fare è aggiungere altri spiedini di verdure; lavate e tagliate a cubetti le zucchine; lavate, spellate e tagliate a cubetti la cipolla; infilzate i cubetti con uno stecchino da cucina lungo, alternando zucchina e cipolla; disponete gli arrosticini sulla piastra in ghisa molto calda e lasciate tra uno spiedino e l'altro lo spazio per inserire uno spiedino di verdure: in questo modo, gli spiedini di verdure si insaporiranno, senza necessità di aggiungere altri condimenti se non sale qb; cuocete tutto per 15 minuti avendo cura di girare gli spiedini su tutti e quattro i lati.

Polpettone di carne con verdure miste

Il polpettone è secondo solo alle polpette come metodo di somministrazione di verdura ai più piccoli. L'unico difetto è che per le sue dimensioni non si presta ad essere congelato: in fase di scongelamento rischia infatti di inumidirsi troppo.

Ingredienti	***Dosi per 4***
Carne bovina magra tritata	*200g*
Patate	*200g*
Piselli	*100g*
Carote	*100g*
Uova	*1*
Pangrattato	*qb*
Sale	*qb*
Spezie (curcuma, paprika dolce)	*qb*

Lessate al vapore le patate, i piselli e le carote per circa 20 minuti (o 10 minuti in pentola a pressione); riduceteli in purea con una forchetta e poneteli in una ciotola; unite la carne tritata, l'uovo, il sale e le spezie; amalgamate gli ingredienti fino ad ottenere un composto omogeneo e lasciate riposare in frigo per almeno un'ora; formate una grossa polpetta un po' allungata ed impanatela con l'uovo sbattuto ed il pangrattato; volendo potete ripete l'impanatura due volte per dare maggiore consistenza alla crosta; ungete con olio extra un tegame e fate imbiondire il polpettone; potete proseguire la cottura per circa 40 minuti a fuoco molto basso aggiungendo poca acqua ed un bicchierino di Marsala oppure Limone o ancora usando il passato di pomodoro.

Frittata

Frittata, ma la si potrebbe anche definire pasticcio di verdure: se si esagera con le verdure, la consistenza potrebbe non essere quella un po' croccante che ci si aspetterebbe, ma piuttosto morbida ed un po' umida. Un aspetto tutto sommato trascurabile, se considerate che con questa frittata, potete facilmente somministrare ai vostri bambini verdure e legumi in abbondanza, con poco uovo, solo per legare gli ingredienti.

Frittata di zucchine

Ingredienti	***Dosi per 4***
Uova	*4*
Zucchine	*300g*
Cipolla rossa di Tropea	*150g*
Patata	*150g*
Grana grattugiato	*qb*
Sale	*qb*
Curcuma	*qb*

Lavate le zucchine e grattugiatele; pelate le patate e la cipolla e grattugiatele finemente; ponete le verdure in una ciotola ed unite le uova intere; unite un po' di grana grattugiato, il sale e spezie a piacimento; sbattete con la frusta fino ad ottenere un composto schiumoso; ungete un tegame con olio extra e scaldate a fuoco medio per un minuto; versate il composto nel tegame ed abbassate subito la fiamma; cuocete a fuoco molto basso per 10 minuti poi, con l'aiuto di un coperchio, rivoltate la frittata e cuocete per altri 5 minuti; potete servire la frittata come piatto unico.

Come già suggerito per la farinata (vedi capitolo dei primi), anche per le frittate è possibile spaziare nelle opportunità che il mercato offre; oltre a poter variare gli ingredienti con quasi tutti i tipi di ortaggio disponibili a seconda della stagione, potete anche optare per delle farine alimentari ricavate da ortaggi. Infine, i legumi lessi possono costituire una valida integrazione e rendere la vostra frittata un vero e proprio piatto unico.

Spinacina di pollo fatta in casa

Ingredienti	*Dosi per 4*
8 Fettine sottili di petto di pollo	*200g*
Spinaci	*200g*
Ricotta vaccina	*100g*
Farina	*qb*
Olio Extra	*qb*
Sale	*qb*

Lavate e le cuocete al vapore gli spinaci per 15 minuti; lasciateli raffreddare e strizzateli in modo da eliminare l'acqua in eccesso; tritateli, disponeteli in una ciotola ed aggiungete la ricotta ed il sale qb; amalgamate gli ingredienti fino ad ottenere un composto omogeneo; disponete su un tagliere quattro fette di pollo e spalmate il composto al centro di ogni fetta (circa un centimetro di spessore), in modo da lasciare i bordi puliti; coprite con le altre fette di pollo in modo da ottenere delle specie di grossi agnolotti; infarinate entrambi i lati; ungete un tegame antiaderente con poco olio extra e cuocete le spinacine per 5-6 minuti per lato; a questo punto le spinacine sono cotte e potete decidere se servirle oppure se insaporirle ulteriormente, per esempio aggiungendo poco succo di limone o arancia (meno di mezzo bicchiere) che dovrete far consumare interamente; il succo di limone o il succo di arancia donano dolcezza al piatto, che ne risulta arricchito; l'alternativa è di aggiungere un bicchierino di Marsala: anche in questo caso però dovrete aver cura di far completamente consumare il liquido, facendo così anche evaporare interamente l'alcool contenuto nel vino.

Bastoncini di salmone fatti in casa

Ingredienti	*Dosi per 4*
Salmone	*400g*
Pangrattato	*200g*
Olio Extra	*qb*
Sale	*qb*

I bastoncini di salmone sono una preparazione molto più semplice di quanto possa sembrare; prima di tutto conviene acquistare un unico trancio di salmone di circa 8 o 10 cm: se possibile, preferite un trancio vicino alla coda, perché ci sono meno spine (e soprattutto se il salmone è di allevamento, la carne è un po' più magra); sfilettate, scartando subito la pelle e ricavate due pavé (in altre parole, il trancio viene diviso a metà, ottenendo l'equivalente di due bistecche di pesce: nei pesci più piccoli, come la trota, in genere si ottiene un intero filetto); tagliate i pavé per il lato corto a fettine di circa un cm, in modo da ottenere i bastoncini (se il trancio era di 8 cm otterrete dei bastoncini di circa 1 cm per 8 cm); per impanare non è necessario passare i bastoncini dell'uovo: essendo umidi e leggermente grassi, i bastoncini si possono impanare direttamente.

Potete cuocere i bastoncini 5 minuti per lato in un tegame con poco olio extra; se preferite, potete cuocere i bastoncini in forno a 180°, in una teglia unta con poco olio extra; un ottimo metodo per evitare di usare troppo olio consiste nello spruzzare di olio i bastoncini: potete usare uno spruzzatore per olio, se ne trovano facilmente in commercio e sono ricaricabili; i bastoncini sono pronti quando diventano dorati.

Naturalmente i bastoncini possono essere preparati anche con altre tipologie di pesce: in genere, quelli in scatola vengono preparati con il merluzzo o con il nasello sudafricano. In alternativa, vi consiglio di provarci con il pesce persico africano.

Polpette di pesce

Ingredienti	*Dosi per 8*
Salmone (o nasello o pesce persico)	*400g*
Patate	*200g*
Cavolfiore	*200g*
Pangrattato	*200g*
Uovo	*1*
Olio Extra	*qb*
Sale	*qb*

Le polpette di pesce sono semplici da preparare anche se richiedono un po' di tempo: per questo motivo, come per le polpette di carne, il mio suggerimento è di lavorare con materie prime freschissime per poi congelare metà del risultato finale prima della cottura.

Cuocete il pesce al vapore per 15 minuti; eliminate la pelle e le lische, verificando con attenzione di non averne dimenticate; pelate le patate e cuocetele con il cavolfiore per 20 minuti al vapore; unite il pesce, le patate, il cavolfiore e se volete del prezzemolo o erba cipolinna tritati in un recipiente dal bordo alto e con l'aiuto di una forchetta, riduceteli in un impasto omogeneo; aggiungete l'uovo, sale qb e mischiate; formate delle palline grandi come albicocche e passatele sul pan grattato; ungete un tegame con poco olio extra e cuocete per 20 minuti a fuoco lento;

le polpette sono pronte appena la superficie risulta dorata.

In alternativa, potete cuocere le polpette di pesce in forno a 180° per 20 minuti; in tal caso, adagiate le polpette in una teglia con poco olio extra o se lo avete, usate uno spruzzatore di olio.

FRUTTA E DESSERT

La temperatura.

Non sottovalutate la temperatura, perché è una vostra alleata, se avete qualche problema a somministrare la frutta ai vostri bambini: frutta più fresca in estate, frutta fuori frigo in inverno; una spremuta d'arancia può diventare una granita e lo stesso principio vale per un frullato di frutta (dove in genere si aggiunge anche un po' di latte); ma non è finita: potete preparare dei ghiaccioli a base di frutta o, magari quando fa freddo, potete cuocere una mela e proporla ancora calda.

Quelle che seguono non sono vere e proprie ricette, ma piuttosto consigli di preparazione.

Mela

E' il frutto più frutto di tutti. Ma a ben vedere, anche se non ci facciamo caso, ci sono centinaia di tipi di mele: gialle, rosse, verdi, rosa, molto dolci, più acidule e così via.

Molti bambini gradiscono la mela tale e quale senza troppe storie: in questo caso, approfittatene e fate della mela la merenda perfetta!

Altri bambini invece non sono così entusiasti, allora non resta che trovare soluzioni alternative; le preparazioni che seguono, prevedono l'uso di zucchero e decorazioni da pasticceria, ma tenete presente che una volta accettato il sapore di un alimento, i bambini poi lo accetteranno anche in futuro senza necessità di edulcorare.

Barchette: scegliete la varietà di mela che preferite (di solito la più diffusa è la Golden Delicious); pelatela, eliminate il torsolo ed ottenetene delle barchette; spolverate della polvere di cacao zuccherata (o del Nesquik) fino a colorare completamente di marrone le barchette e su ognuna posizionate una vela (si trovano facilmente in commercio degli stecchini: vela, bandierina, ombrellino, ecc.); servitele su un tovagliolino di carta azzurro.

Spiedini: scegliete la varietà di mela che preferite, pelatela ed eliminate il torsolo; tagliatela a cubetti; sfarinate metà dei cubetti con poco zucchero colorato, per esempio di rosa o di rosso e l'altra metà di un altro colore più scuro, per esempio azzurro o verde; infilzate i cubetti su uno stecchino, alternando i colori.

Stelle o altre sagome: scegliete la varietà di mela che preferite, pelatela, eliminate il torsolo usando un leva torsolo ed ottenetene delle fette spesse circa un centimetro; con una formina da biscotto a forma di stella o del supereroe di turno, ottenetene delle stelline; su ognuna, spolverate delle decorazioni alimentari di zucchero a forma di stella.

Banana

<La banana è frutta, come le patate sono verdura> era solita ripetere una conoscente quando ero un ragazzo; in effetti la banana è un frutto molto nutriente ed anche calorico, di cui non si può abusare come invece per altri frutti più succosi; resta però un frutto sano, ricco di vitamine e nutriente, che è l'ideale a colazione, per merenda o per uno spuntino.

Di solito la banana piace a tutti, quasi tutti. Per quelli a cui non piace, ecco qualche idea.

Frullato: la banana è la base perfetta per un frullato; oltre a dare una consistenza più cremosa al composto, si adatta bene ad essere abbinata a fragole, pesca, mirtilli o altri frutti; nel frullato è preferibile aggiungere un po' di latte, ma non obbligatorio: inoltre, se volete evitare il latte vaccino, potete usate il latte di mandorla o di soia.

Spiedini: pelate la banana, infilzatela con uno stecchino da cucina per la lunghezza e non potrete fallire.

Banana al cioccolato: pelate la banana fino a metà, lasciando la buccia attaccata; preparate una tazza di cioccolata calda, che lascerete un po' raffreddare, immergetevi la metà sbucciata della banana e riponete in frigo fino a quando la cioccolata non si sia rappresa; richiudete la buccia a coprire la parte di banana ricoperta di cioccolata e sbucciatela magicamente davanti ai vostri bambini.

Monete: le monete di cioccolato piacciono a tutti; se dentro c'è una fetta di banana, tanto meglio; come per le barchette di mela, potete optare semplicemente per la polvere di cacao zuccherata da spolverare sulle rondelle di banana.

Arancia

L'arancia è il frutto che qualunque genitore vorrebbe somministrare ai propri bambini almeno 8 volte al giorno; però è anche un frutto piuttosto acido, che prima di essere apprezzato richiede un po' di tempo.

Esistono moltissime varietà di arance, alcune più dolci, altre più acide, alcune più fibrose, altre più succose: il mio suggerimento è di scegliere un'arancia non troppo difficile, ovvero un'arancia che sia soprattutto molto dolce.

Spremuta: la spremuta di arancia è una delle preparazioni più facili che esistano, a patto di disporre di uno spremi agrumi; le prime volte potrebbe essere utile seguire due accorgimenti: primo, filtrare il succo nel colino per evitare che le fibre galleggino generando legittime proteste ; secondo, aggiungere un po' di zucchero.

Caramellata: qualunque frutto caramellato perde parte del suo scopo salutistico e si inserisce a pieno titolo nella categoria dei dessert. Tuttavia, se il caramello è fatto in casa, avendo cura di non bruciarlo e di limitarne l'uso a poche gocce, potrebbe essere una variazione che almeno ogni tanto ci si può concedere.

Per preparare il caramello è sufficiente un tegame antiaderente, nel quale metterete direttamente lo zucchero semolato; potete aggiungere qualche goccia d'acqua per favorire la fusione dello zucchero, ma non esagerate: fino a quando l'acqua è presente nel tegame, il processo di caramellizzazione non inizia; la raccomandazione per ottenere un caramello gustoso e non tossico è di cuocere a fuoco molto basso senza un secondo di distrazione: appena vedere lo zucchero fuso imbiondirsi, è tempo di ritirare dal fuoco.

Pelate l'arancia e disponete gli spicchi su un piatto piano, componendo una specie di ventaglio. Potete versate il caramello direttamente sugli spicchi, aiutandovi con un cucchiaio caldo, cercando di ottenere dei fili sottili che appena freddi diventeranno croccanti.

Fragole

E' raro trovare un bambino a cui non piacciano le fragole. E' quindi inutile cercare di inventarsi preparazioni particolari per somministrare un frutto che non ha bisogno di presentazioni. Però, ci sono un paio di cose da sapere: le fragole contengono vitamine, sali minerali e sono nutrienti, ma possono comportare reazioni allergiche, soprattutto se consumate in eccesso; inoltre, è noto che le fragole sono frutti la cui coltivazione richiede interventi agro farmaci, per evitare muffe e marciume: lavate quindi sempre molto accuratamente le fragole, prima di aver rimosso il picciolo.

Frutti di bosco

I frutti di bosco, quando è stagione, ovvero in estate, costano più della carne; quando non è stagione, ovvero in inverno, costano più del caviale ed oltretutto sono poco gustosi: seguite la stagionalità.

I frutti di bosco (mirtilli, lamponi, more, fragoline di bosco, ribes) sono particolarmente salutari: se ne avete la possibilità, acquistateli direttamente da un produttore al mercato dei contadini, probabilmente saranno anche più freschi; se proprio non potete resistere durante l'inverno, vi suggerisco di valutare quelli surgelati, che, se serviti in modo adeguato, possono rappresentare una buona soluzione (NB i frutti di bosco scongelati non sono croccanti come quelli freschi, ma tendono a spolparsi: per questo motivo conviene usarli per macedonie o per guarnire altri piatti, dolci o salati).

Anguria e melone

Il melone e l'anguria appartengono alla famiglia delle cucurbitacee, ovvero sono parenti stretti di Zucca, Zucchine e Cetrioli; tuttavia, data la loro dolcezza vengono spesso considerati un "frutto" e non una "verdura"; non sempre i bambini li gradiscono, per questo motivo può essere utile presentarli in modo un po' più accattivante, per esempio a forma di palline o dadi, i quali poi possono essere infilzati su spiedini di legno.

Altra possibilità che spesso piace ai bambini, soprattutto quelli un po' più cresciuti, è di selezionare un'anguria di piccola taglia o di quelle verdi (in genere pesano poco più di un chilo, come un melone) e servire direttamente metà frutto: invece di usare la forchetta ed il coltello, per mangiarla si userà un cucchiaio.

MERENDE E SPUNTINI

Gelato alla frutta fatto in casa

Il gelato è la merenda più merenda.

Per gli amanti del genere, definire gelato ciò che si può ragionevolmente preparare in una cucina casalinga, effettivamente suona un po' stonato.

Ma non per i bambini, che probabilmente gradiranno molto di più un "quasi gelato" ad una "sicura frutta".

Se avete a disposizione una gelatiera, l'operazione sarà molto più agevole; in mancanza, potete comunque dilettarvi in alcune preparazioni.

Gelato alla fragola

Ingredienti	***Dosi per 4***
Latte	*300ml*
Fragole	*200g*
Banana	*100g*
Zucchero	*20g*

Lavate le fragole ed eliminate il picciolo; inseritele in un mixer; pelate la banana ed aggiungetela nel mixer insieme al latte, meglio se intero, ed allo zucchero; frullate fino ad ottenere un composto omogeneo e leggermente spumoso; riponete il composto in un contenitore e lasciatelo nello scomparto dei surgelati; dopo circa 15 minuti, estraete il contenitore e miscelate energicamente il composto; riponete nuovamente il contenitore nello scomparto dei surgelati e dopo circa 10 minuti estraetelo e miscelate energicamente; ripetete il processo, fino a quando otterrete una consistenza più solida; a quel punto lasciate congelare ancora per 10 minuti e poi potete servire.

Il gelato avanzato può essere conservato anche per alcuni giorni nello scomparto dei surgelati, ma trattandosi di un gelato fatto in casa, tenderà a diventare un unico blocco di ghiaccio difficile da servire: estraetelo dal congelatore con qualche minuto di anticipo e prima di servirlo miscelate con un cucchiaio.

Potete servire il gelato in coppette o nei bicchieri (ai bambini piace molto mangiare il gelato in un bicchiere!) magari guarnendo con qualche scaglia di cioccolato o qualche Smarties.

Altrimenti potete acquistare dei coni da gelato (esistono anche dei coni di taglia un po' più piccola).

Gelato ai frutti di bosco

Ingredienti	*Dosi per 4*
Latte	*300ml*
Frutti di bosco	*200g*
Banana	*100g*
Zucchero	*20g*

Il procedimento è lo stesso del gelato alla fragola. I frutti di bosco si trovano singolarmente o già mixati: in ogni caso è importante che ci siano i mirtilli e preferibilmente anche i lamponi.

Lavate i frutti di bosco ed inseriteli in un mixer; pelate la banana ed aggiungetela nel mixer insieme al latte, meglio se intero, ed allo zucchero; frullate fino ad ottenere un composto omogeneo e leggermente spumoso; riponete il composto in un contenitore e lasciatelo nel comparto dei surgelati; dopo circa 15 minuti, estraete il contenitore e miscelate energicamente il composto; riponete nuovamente il contenitore nello scomparto dei surgelati e dopo circa 10 minuti estraetelo e miscelate energicamente; ripetete il processo, fino a quando otterrete una consistenza più solida; a quel punto lasciate congelare ancora per 10 minuti e poi potete servire.

Gelato alla nocciola (o al pistacchio)

Ingredienti	***Dosi per 4***
Latte	*300ml*
Nocciole	*150g*
Zucchero	*30g*

Tritate le nocciole fino ad ottenerne una pasta; aggiungete nel mixer lo zucchero ed il latte; frullate fino ad ottenere un composto omogeneo e leggermente spumoso; riponete il composto in un contenitore e lasciatelo nel comparto dei surgelati; dopo circa 15 minuti, estraete il contenitore e miscelate energicamente il composto; riponete nuovamente il contenitore nello scomparto dei surgelati e dopo circa 10 minuti estraetelo e miscelate energicamente; ripetete il processo, fino a quando otterrete una consistenza più solida; a quel punto lasciate congelare ancora per 10 minuti e poi potete servire.

Potete seguire lo stesso procedimento sostituendo le nocciole con i pistacchi.

NOTE

BIOGRAFIA DELL'AUTORE

CARLO ALBERTO BORGOGNA È UN DIGITAL MANAGER CON UN'INNATA PASSIONE PER LA CUCINA. AMANTE DEL VINO, È UN APPASSIONATO FOLLOWER DI SLOW FOOD FIN DALL'ALBA DEL MOVIMENTO STESSO. SI INTERESSA DI ALIMENTAZIONE, DI BENESSERE, DI SOSTENIBILITÀ AMBIENTALE, MA LA SUA PRINCIPALE ATTIVITÀ È QUELLA DI PAPÀ.

www.ingramcontent.com/pod-product-compliance
Lightning Source LLC
Chambersburg PA
CBHW032030290526
45786CB00011B/1280

* 9 7 8 1 5 4 4 0 0 1 5 4 8 *